AF322521

MÉTHODE

DU DOCTEUR HELMERICH,

POUR GUÉRIR LA GALE

EN DEUX JOURS;

PUBLIÉE

PAR J. BURDIN, D. M,

ancien chirurgien et médecin en chef d'hôpitaux
militaires.

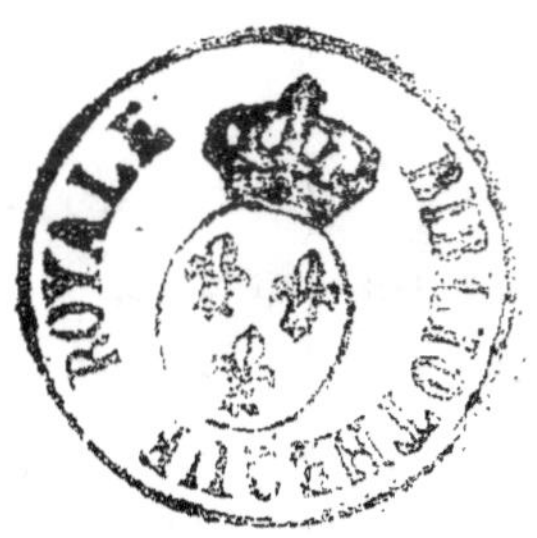

PARIS.

1822.

MÉTHODE

DU DOCTEUR HELMERICH,

POUR GUÉRIR LA GALE

EN DEUX JOURS;

PUBLIÉE

PAR J. BURDIN, D. M,

ancien chirurgien et médecin en chef d'hôpitaux
militaires.

Il est certainement très-louable de vouloir perfectionner sans cesse les moyens de guérir les diverses maladies ; mais, lorsqu'un médecin veut proposer une nouvelle méthode de traitement pour une affection particulière, il devrait d'abord connaître celle qui offre le plus d'avantage au moment où il écrit, et s'il la prenait pour terme de comparaison avec la méthode qu'il veut proposer, cela lui épargnerait souvent bien des peines inutiles. Je fais ces réflexions au sujet des divers traitemens préconisés chaque jour pour la guérison de la gale, et annoncés dans notre recueil.

En faisant connaître, il y a près de dix ans, la méthode du docteur Helmerich, je crois avoir démontré qu'elle ne laisse rien à désirer sous aucun rapport, puisque, par cette méthode, on peut guérir en deux jours toutes les gales simples, au moyen de quatre à cinq onces d'un mélange de soufre, de potasse et de graisse.

Si cette méthode réunit tous les avantages désirables pour les hôpitaux, elle n'est pas moins précieuse pour les médecins qui pratiquent dans les grandes villes : l'affection psorique, si commune autrefois, semble être devenue une maladie honteuse, cachet de misère ou de malpropreté, et quand un individu ou une famille s'en trouve attaqué accidentellement, il est avantageux de pouvoir l'en débarrasser en deux jours ; ce qui permet de le faire secrètement, quand on le désire.

Afin que l'on sache bien le degré de confiance que l'on doit attacher à la méthode du docteur Helmerich, j'ai désiré qu'elle fût rapportée avec quelque détail dans notre Journal général, où il n'en a pas encore été fait mention.

L'exposé suivant est extrait d'un mémoire adressé au ministre directeur de l'administration de la guerre et aux inspecteurs généraux du service de santé des armées en 1813.

Pendant l'été de 1812, le 125ᵉ régiment de ligne, régiment hollandais, disséminé dans la trente-unième division militaire, reçut l'ordre de partir. Lorsque toutes les compagnies furent réunies à Groningue, M. HELMERICH, chirurgien - major de ce régiment, s'aperçut qu'il avait près de deux cents militaires affectés de la gale, et ce corps devait partir sous dix jours. Cependant il entreprit de les guérir tous avant le départ, dans l'infirmerie régimentaire, au moyen des baignoires empruntées à l'hôpital militaire dont j'étais le médecin. Cette circonstance me donna occasion de suivre ce traitement précipité, avec M. MÉTRASSE, chirurgien en chef de cet hôpital.

Voici comment M. HELMERICH procéda à son traitement la veille du jour où devaient s'administrer les frictions. Les militaires désignés pour le traitement commencèrent par prendre un bain, qui avait pour but de nettoyer la peau et de la préparer à l'action de la pommade : pour cet effet, il leur fit distribuer du savon vert, avec lequel ils

Gale.

se frottèrent vigoureusement, et pendant une demi-heure, toutes les parties du corps : chaque militaire se fit aider par son camarade pour se nettoyer les reins et les épaules, et ils prirent ainsi un véritable bain de propreté peu ordinaire. Le lendemain de cet acte préparatoire, vers quatre heures du matin, chaque galeux, tout nu, procéda à sa première friction avec *une once* d'un onguent verdâtre qui sentait le soufre. Cette friction se fit comme celle de la veille ; elle eut lieu pendant une demi-heure sur toute la surface du corps, et, pour l'exécuter d'une manière complète, les militaires, deux à deux, s'entre-aidèrent mutuellement. Après cette première opération, les galeux allèrent se reposer sur leur lit : on leur distribua leurs vivres ordinaires ; il ne leur fut prescrit aucune tisane, ni autre remède interne. Six heures après, ils recommencèrent cette même opération avec une semblable quantité de pommade : on eut soin de retenir ces soldats dans l'infirmerie, en les empêchant d'aller prendre l'air au dehors, et vers quatre heures du soir, ils firent leur troisième friction ; enfin ils en prirent une quatrième vers les dix heures, et terminèrent ainsi leur traitement, avec quatre onces

d'onguent pris dans l'espace de dix-huit
heures , par frictions d'une once , exécutées
de six en six heures. Le lendemain matin ,
ils se nettoyèrent tout le corps avec du savon vert, et finirent ainsi , comme ils avaient
commencé, par un bain de propreté si énergique, qu'il pouvait bien encore être re-
gardé comme une friction supplémentaire.

Tous les galeux furent traités de la même
manière , dans l'espace de huit jours. Lorsque la gale ne paraissait pas bien éteinte le
lendemain du traitement, ce qui n'arriva que
sur un très-petit nombre , M. HELMERICH
leur en faisait subir un second de quatre
frictions le surlendemain. Enfin , il nous dit
qu'il se trouvait quelques gales extrêmement
opiniâtres qui exigeaient un troisième traitement pour être guéries , toutefois en lais-
sant un jour d'intervalle de repos après cha-
cun d'eux.

La veille de leur départ , nous examinâ-
mes tous les militaires traités ainsi , et ils
nous parurent , en effet , parfaitement guéris ; chez le plus grand nombre, les boutons
étaient flétris , desséchés , et les rougeurs
étaient éteintes, comme après un traitement
ordinaire de douze à quinze jours. Il restait
à savoir si ces guérisons seraient durables.

Gale.

Nous manifestâmes ce doute à M. Helme-rich, qui nous assura qu'il en était convaincu par une longue expérience, et il nous laissa cinquante paquets de sa pommade, dont il faisait un secret, afin que nous pussions reconnaître, par nous-mêmes, l'avantage que présentait sa méthode sur toutes les autres.

D'après la manière dont nous avions vu que M. Helmerich procédait au traitement de ses galeux, il nous fut facile de préjuger que la guérison des malades, si elle avait lieu d'une manière sûre, devait dépendre beaucoup plus du mode d'administration de la pommade que de sa composition. En effet, s'il n'y avait aucun inconvénient pour la santé d'un galeux de lui administrer, dans l'espace de dix-huit heures, la quantité de pommade soufrée qu'on emploie ordinairement en douze ou quinze jours, pour opérer la guérison à la manière ordinaire, nous concevions qu'effectivement cette guérison pouvait avoir lieu. D'ailleurs, nous devions bien présumer que cette pommade ne contenait pas de sels métalliques, ni d'autres substances très-énergiques, sans quoi il serait impossible qu'on pût l'employer à si haute dose, et en si peu de temps, sans éprouver bientôt des accidens fâcheux. Cependant, pour ne pas faire sur les militaires l'essai d'une pommade dont nous ne connaissions pas la composition, nous en fîmes l'analyse et nous nous assurâmes qu'elle ne contenait, en effet, que du soufre, de la potasse, de la graisse, et une substance végétale en poudre, peu énergique.

Après avoir employé la pommade de M. HELMERICH, selon sa méthode, et nous être assurés de son efficacité, nous en composâmes une à l'instar de la sienne, et de la manière suivante.

Pr. soufre sublimé deux parties, sous-carbonate de potasse une partie, axonge huit parties.

Les essais que nous fîmes, avec cette nouvelle composition, de la méthode expéditive de M. HELMERICH nous réussirent parfaitement. Nous en fîmes encore d'autres, dans l'intention de savoir si on pouvait également guérir la gale par le même procédé, en employant l'onguent soufré avec addition de muriate de soude, et même de muriate d'ammoniaque au lieu de potasse, et nous sommes restés convaincu que cette dernière substance rend le remède beaucoup plus énergique. D'ailleurs, une pommade faite avec de la graisse et de la potasse, et qui forme ainsi un savon propre à faciliter le blanchîment des fournitures, est un avantage trop précieux dans les hôpitaux, comme ailleurs, pour ne pas en profiter et même chercher à l'étendre à l'emploi de beaucoup d'autres onguens. Quelques tentatives me permettent de croire que la potasse, ajoutée à l'onguent mercuriel, diminuerait les inconvéniens de malpropreté de cet onguent pour les fournitures des vénériens, sans nuire à l'action médicale.

En nous proposant d'adopter ce moyen de guérison dans les hôpitaux, nous ne nous sommes point dissimulé les inconvéniens qui peuvent résulter d'un traitement trop précipité de la gale dans quelques cas particuliers, et n'avons point perdu de vue les précautions à prendre pour prévenir les accidens attribués aux gales répercutées. Il est hors de doute qu'une gale ancienne et confluente, chez des individus faibles et affectés de quelques maladies organiques, doit souvent être respectée, qu'elle devient quelquefois un émonctoire habituel et nécessaire, qui suspend les progrès de l'affection intérieure, et que, si on supprime trop brusquement un point de dérivation aussi étendu et aussi énergique, l'affection intérieure, soit de la poitrine, soit de quelques viscères de l'abdomen, ne tarde pas à s'exaspérer et à faire des progrès. Si ces accidens ne sont pas produits par la répercussion de l'humeur psorique qui se serait portée sur l'organe malade, comme on l'a pensé pendant long-temps, ils n'en sont pas moins dus à ce qu'on a privé la peau d'une dérivation salutaire par la guérison inconsidérée de la gale, et que, souvent, les accidens cessent quand on la communique de nouveau. Mais si ces cas sont fréquens dans les grandes villes, ils s'observent rarement dans les hôpitaux, où le plus grand nombre des militaires sont des hommes dans la force de l'âge, et chez lesquels la gale n'est qu'une affection accidentelle dont la peau sollicite la guérison par le moyen le plus prompt et le plus efficace.

Il est aussi des gales pustuleuses ou miliaires, tellement anciennes et tellement fortes, qu'on ne peut espérer de les guérir en quelques jours, parce qu'elles paraissent être devenues constitutionnelles à l'organisation de la peau, qui se refuse pendant long-temps à interrompre ce genre d'éruption. Mais ces gales rebelles exigent encore un moyen énergique, tel que celui de l'onguent soufré alcalin, administré à haute dose et prolongé pendant un temps convenable, et sur la durée duquel on ne peut donner des règles fixes.

Ces diverses considérations nous ont déterminé à ne pas chercher précisément à guérir la gale en un jour; mais, en adoptant la méthode énergique du docteur HELMERICH, de prendre le temps nécessaire, selon la gravité des cas. Ainsi, au lieu de faire quatre frictions en dix-huit heures, ce qui nécessite de donner la première et la dernière à des heures incommodes, nous avons préféré de commencer la première le soir, et de donner les autres le lendemain ou même le surlendemain, en faisant administrer le nombre de frictions jugées nécessaires, pour ne pas être obligé de faire un second et même un troisième traitement, comme cela arrive quelquefois dans la méthode de M. HELMERICH. Un bain ordinaire de propreté suffit ensuite pour nettoyer le corps.

Pendant six mois, que j'ai fait usage de ce mode de guérison de la gale à l'hôpital sédentaire de Groningue, j'ai cru convenable de ne faire qu'un traitement par semaine. Les galeux n'étaient reçus que le lundi; ils prenaient ce jour-là le bain de savon vert et une friction le soir; le mardi on faisait les trois autres frictions, et ils pouvaient sortir le mercredi après leur bain de propreté. En ne faisant qu'un traitement par semaine, il est plus facile d'y apporter tout le soin qu'il

exige ; car si on n'a pas la ferme volonté de
faire réussir cette méthode , si on néglige les
moyens d'exécution , elle devient bientôt in-
fructueuse , d'autant plus que beaucoup de
militaires y apportent une grande négligence,
et ne sont point pressés de sortir de l'hôpital.

Une méthode qui exige aussi peu de
temps et de dépense que celle du docteur
HELMERICH , offre souvent, par cela même,
un grand avantage dans quelques cas particuliers. Nous avons vu que ce chirurgien a
pu guérir deux cents hommes de son régiment, quoiqu'il n'eût que huit jours de temps
pour le faire. Je me suis trouvé dans une
circonstance à peu près semblable. Fait pri-
sonnier de guerre , par suite de la capitula-
tion de Dresde , je fus envoyé à Znaim , en
Moravie , avec beaucoup d'autres officiers
de santé de tous grades. Dans cette ville , se
trouvaient aussi casernés cinq cents soldats
français provenant de la dislocation de plusieurs corps. Parmi ces militaires , il y en
avait près de la moitié qui étaient affectés de
la gale et qui désiraient bien en être débarras-
sés. Je m'adressai à l'autorité pour cet objet,
en promettant de guérir tous ces galeux avec
aussi peu de frais que de temps. L'administration , très-bienveillante , chargea M. *Sin-*

ger, directeur de la ville, de me faire délivrer les objets nécessaires à cet effet. Ce magistrat le fit avec beaucoup de zèle ; il mit à ma disposition une maison de jardinier hors de la ville, dans laquelle tous les militaires galeux vinrent, par escouade de vingt-cinq à trente hommes, se soumettre au traitement. J'ai eu occasion de revoir, pendant plusieurs mois, tous ces militaires guéris de cette manière, et je n'ai rencontré aucune récidive, ni aucun accident provenant de ce traitement précipité.

M. HELMERICH avait l'habitude de préparer ses galeux à recevoir les frictions en leur faisant frotter, la veille du traitement, tout le corps avec quelques onces de savon noir. Je pense qu'il a été déterminé à cet acte préparatoire, par la disposition de la peau des Hollandais, qui, quoique habitant au milieu des eaux, ne se baignent jamais, et ont rarement l'occasion de prendre des bains domestiques. La peau alors, surtout chez les gens de peine, se trouve enduite d'un sédiment de sueur, qu'il est important d'enlever pour assurer le succès des frictions sulfureuses. Mais, en France, comme cette disposition se rencontre plus rarement, le bain savonneux n'est pas indispensable : un bain ordinaire suffit ; souvent même, il m'est

arrivé de guérir des gales simples , au moyen Gale.
de quatre , cinq ou six frictions d'une once ,
administrées en deux jours , et sans le se-
cours de bains qu'on ne pouvait se procurer
facilement. Après le traitement, on se net-
toie aisément tout le corps avec de l'eau
chaude et une éponge. Mais, je le répète ,
pour que ce mode de traitement soit suivi
de succès , il faut que les frictions soient vigoureusement exécutées pendant une demi-
heure et devant le feu. Dans les hôpitaux ,
les galeux s'aident réciproquement à se fric-
tionner ; mais, en ville , lorsqu'on n'a qu'un
galeux à soigner , il est indispensable de lui
procurer une personne entendue et qui ne
répugne point à lui rendre ce service. C'est
de l'exécution de tous ces détails que résulte
le succès de cette méthode,

L'article *gale*, du Dictionnaire des scien-
ces médicales , est écrit avec une grande éru-
dition ; il forme une sorte de traité digne de
figurer, par son étendue et sa coordination ,
dans un ouvrage de médecine en soixante
gros volumes in-8°. Tous les traitemens de
la gale y sont rapportés avec ordre , et l'on
n'a que l'embarras du choix. La méthode de
M. Helmerich, que j'ai fait connaître , semble y être rapportée avec détail, et M. F...
a eu une intention de bienveillance à

mon égard, en me louant de l'avoir tirée du secret ; c'est donc avec regret que je me trouve ici dans l'obligation de lui reprocher de n'avoir eu aucunement connaissance de cette méthode, qui consiste à guérir les gales simples en quatre frictions d'une once chacune, faites en dix-huit heures.

Je suis autorisé à dire que M. F....... n'a pas connu cette méthode ; 1° parce qu'il paraît croire que les frictions se font à la dose ordinaire de deux gros ; 2° en ce qu'il avance que le terme moyen de guérison est de huit jours ; 3° enfin, parce qu'il pense que cette méthode est la même que celle employée depuis long-temps à l'hôpital Saint-Louis.

Toutes ces erreurs dans l'énoncé d'une chose aussi simple que l'est le procédé de M. Helmerich, démontre combien il est difficile d'écrire l'histoire.

M. F...... dit que quelques malades n'ont pu guérir qu'après vingt-quatre frictions. Certes, ce ne sont pas des frictions d'une once ; car cela ferait une livre et demie de substance ; jamais il n'en aurait fallu autant pour le traitement d'un galeux. Car les praticiens savent que tous les onguens soufrés guérissent très-bien les gales

simples, administrés à la dose de quatre onces en frictions de deux gros par jour.

Enfin, je suis autorisé à croire que les expériences faites sous les yeux de M. PERCY
ont été semblables aux miennes, d'après une
lettre que m'adressa alors le ministre directeur de l'administration de la guerre, et dans
laquelle il est dit positivement que *les résultats des expériences faites* en grand à
l'hôpital militaire de l'Oursine (à Paris),
*se trouvent parfaitement conformes à
ceux que j'avais obtenus à Groningue.*

Quant à la question de savoir si la méthode
de M. HELMERICH est employée depuis long-
temps à l'hôpital Saint-Louis, il suffit de
lire l'ouvrage que vient de publier M. Mou-
RONVAL (1) sur les traitemens de la gale dans
cette maison par M. LUGOL , pour être convaincu du contraire. La pommade *sulfuro-
alcaline* dont on se sert, contient autant de
soufre que de graisse, c'est-à-dire, trois fois
plus de soufre que celle de M. HELMERICH,
et par cela même continue à détériorer les
fournitures, malgré le sous-carbonate de

---

(1) *Recherches et observations sur la gale,*
(Voy. *t.* 78 , *p.* 67.) Ce livre se vend chez Croul-
lebois.

potasse qu'on y ajoute. D'ailleurs, elle ne guérit qu'en douze jours, terme moyen, parce qu'on ne l'emploie probablement qu'à la dose ordinaire de deux gros par jour. M. LUGOL a voulu remédier à l'inconvénient de la malpropreté pour les fournitures, en faisant sa pommade avec le soufre et le savon à parties égales ; ce mélange peut effectivement mieux remplir son but de propreté, quoique la proportion du soufre soit encore excessive. Mais ce savon soufré dont on fait deux frictions par jour (probablement de deux gros ; car les doses ne sont pas toujours indiquées), ne guérit encore qu'en huit jours. Il est probable, d'ailleurs, qu'on ne pourrait pas s'en servir pour faire quatre frictions d'une once en un jour, sans éprouver des éruptions consécutives, à cause de la proportion de potasse ou de soude qui, dans la composition du savon, entre pour bien plus d'un huitième par rapport à l'huile.

D'après ces considérations, il est aisé de voir, que malgré toutes les recherches faites dans ces temps modernes pour guérir la gale avec diverses lotions sulfureuses et des pommades variées, on est encore loin d'avoir obtenu des résultats dont les avantages approchent de ceux offerts par la méthode de

M. Helmerich. Les proportions de soufre,
de potasse et d'axonge sont telles, dans sa
pommade, qu'elle est à la fois la plus douce
pour la peau et la plus énergique contre l'affection psorique; avec elle, on peut guérir
aussi vite et aussi doucement qu'on le désire.
Quatre onces en quatre frictions dans la jour-
née suffisent pour les neuf dixièmes des gales boutonneuses simples, et ce savon soufré
favorise le blanchîment des fournitures, au
lieu de les détériorer. Certes, l'on n'a jamais rien désiré de plus avantageux pour les
hôpitaux militaires et régimentaires, et les
administrateurs des hôpitaux et hospices ci-
vils et ceux des prisons trouveraient dans
cette méthode un moyen de soulager un
plus grand nombre de galeux. Une administration philantropique y verrait même la
possibilité d'extirper cette dégoûtante maladie dans les grandes villes, en ne refusant
aucun des individus affectés de la gale, et
les admettant une fois par semaine à ce traitement rapide, qui n'exige aucun appareil,
et demande aussi peu de temps que de frais.
Malgré tous ces avantages, il est bien à
craindre qu'il ne faille encore un demi-siècle
pour opérer ce petit changement salutaire;
tant il est difficile à la raison de se faire jour
à travers les vieilles routines !

Avant de terminer cet article, je dirai un mot des animalcules de la gale, considérés comme cause de cette maladie, et dont M. MOURONVAL nie l'existence. Il est curieux de lire, dans le travail de ce médecin, la série d'expériences qu'il a faites, conjointement avec M. le docteur LUGOL, pour découvrir ces cirons, sans pouvoir y réussir. Certainement rien ne semblait mieux prouvé que leur existence, annoncée depuis plus d'un siècle, et M. GALÈS passait pour les avoir montrés à tous les savans du jour. Des expériences négatives en détruisent difficilement de positives; on regrette que ces messieurs n'aient pas eu l'idée de s'adresser directement à M. GALÈS, et de l'engager à leur montrer ce qu'il avait fait voir à tant d'autres pour les acares de la gale.

Je dois avouer que, dans le temps où je m'occupais d'expériences sur le traitement anti-psorique, j'ai cherché aussi à découvrir ces animalcules sans pouvoir y réussir; ce que j'attribuai au défaut de bons instrumens; mais j'avoue que je croyais encore à leur existence, et j'apprends qu'il faut douter de tout.

Je ne sais pas si le savant auteur de l'article *gale* a vu, *ce qu'on appelle vu*, les sarcoptes; mais il n'hésite pas à les reconnaître, et il en donne tous les dessins à la suite de son article. Il ne balance pas même à se déclarer contre eux, et à les regarder comme la cause de tous les ravages contagieux de l'affection psorique ; d'où il conclut que le traitement de cette maladie ne doit avoir pour but que de détruire cette vermine parasite. J'avoue que j'ai de la peine à partager cette opinion : je serais convaincu de la présence des sarcoptes dans tous les boutons de gale, que je ne croirais pas être en droit de prononcer s'ils sont là comme cause ou comme effet ; je pencherais même pour cette dernière hypothèse, car si la gale s'entretient par la présence de ces animalcules et cesse avec eux, je demande à M. F.... comment on peut guérir la gale, c'est-à-dire, faire mourir tous les insectes et les œufs répandus sur la surface du corps, en se frottant seulement la paume des mains avec une petite quantité de poudre ou de pommade, comme cela peut avoir lieu en effet. M. F....... sait aussi que la gale est susceptible de disparaître à l'invasion de quelques maladies aiguës, pour se renouveler ensuite. Je demande encore ce que font ces animalcules pendant ce laps de temps, quelquefois fort long ; resteraient-ils endormis ? Enfin M. F....... rappelle encore que la gale est susceptible de

Gale.

se porter sur des organes intérieurs, en même temps qu'elle cesse de se montrer à la peau. Dans ce cas, la rétropulsion dépendrait donc d'une émigration de ces animalcules, qu'on pourrait forcer de revenir à leur place. On voit, par ces diverses réflexions, que la théorie des acares, comme cause de la gale, n'est pas facile à soutenir, et qu'il faut encore bien des recherches pour arriver à la découverte de la vérité sur ce point de médecine microscopique. Cependant je ne doute pas que ce genre de recherches ne soit très-important; il tient à la haute physiologie, et il serait fort curieux de pouvoir découvrir un jour quelle est l'origine de ces animalcules que l'on aperçoit dans plusieurs liquides organiques, et de savoir s'ils proviennent toujours d'œufs préexistans, ou s'ils se développent spontanément dans certaines circonstances de maladie. Il sera toujours louable de se livrer à des expériences de cette nature ; mais, je le répète pour la dernière fois, je crois qu'il est plus que superflu de rechercher un moyen de guérir la gale, préférable à la méthode de M. HELMERICH.

Paris, Imprimerie de A. BELIN, rue des Mathurins Saint-Jacques, Hôtel de Cluny.